Dʳ Louis FABEL

DE L'UNIVERSITÉ DE PARIS

—○○—

DES PRINCIPALES MÉDICATIONS

ET EN PARTICULIER

DE L'ARSENIC ET DU TARTRE STIBIÉ DANS LES CAS GRAVES

DE

LA CHORÉE DE SYDENHAM

PARIS

Jules ROUSSET

36, RUE SERPENTE

—

1902

Dᴿ Louis FABEL

DE L'UNIVERSITÉ DE PARIS

—○○—

DES PRINCIPALES MÉDICATIONS

ET EN PARTICULIER

DE L'ARSENIC ET DU TARTRE STIBIÉ DANS LES CAS GRAVES

DE

LA CHORÉE DE SYDENHAM

PARIS

Jules ROUSSET

36, RUE SERPENTE

1902

A MES PARENTS

A MES AMIS

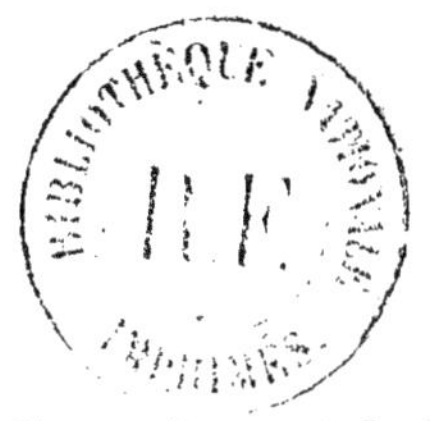

PRÉFACE

Le traitement de la chorée a soulevé d'innombrables discussions, et, à l'heure actuelle, l'accord est encore loin d'être fait sur la meilleure des médications à opposer à un cas de chorée grave. Tandis que certains préconisent l'antipyrine, d'autres invoquent les vertus thérapeutiques de l'arsenic, d'autres encore ont recours au chloral, aux bromures, à l'opium, à l'émétique, à l'hydrothérapie. De toutes ces médications, laquelle préférer, autrement dit, est-il possible aujourd'hui de fixer d'une façon précise le remède à employer dans un cas donné ?

Il faut avouer que la réponse à cette question n'est pas facile à donner, et parce que tous les remèdes utilisés contre les chorées graves peuvent échouer, et parce que, de plus, ils exposent l'enfant aux dangers de l'intoxication, devant être donnés à hautes doses pour produire un effet utile. C'est ainsi que l'on a donné par jour 0,30 et 0,40 centigrammes d'acide arsénieux, un gramme et même plus de chlorhydrate de morphine, cinq grammes de chloral pour combattre des chorées intenses. La guérison n'est alors obtenue qu'au prix d'une véritable intoxication dont les conséquences ne sont pas toujours sans danger.

Aussi avons-nous cru utile d'étudier brièvement deux des médications les plus anciennement connues contre la chorée : l'arsenic et l'antimoine, et d'essayer de décrire sommairement leurs indications.

Le plan qui nous a paru le plus simple est le suivant :

Après un chapitre d'*historique*, nous abordons l'étude des deux médicaments au point de vue de leur *mode d'administration*, de leurs doses, des *dangers* que leur ingestion peut faire courir à l'enfant. Puis dans un troisième chapitre, nous passerons en revue les *principales médications* qui ont été préconisées contre la chorée, antipyrine, opium, chloral, bromures, drap mouillé, et nous essaierons de préciser les indications de chacune. Et ainsi nous serons amené à voir que, si toutes peuvent compter des succès à leur actif, toutes aussi ont échoué. Dans le traitement des chorées graves, toute tendance systématique est blâmable, car, « pas plus pour la chorée que pour les autres névroses, « il n'existe de remède spécifique » (1).

Avant de terminer cette préface nous devons remercier ici tous nos maîtres du bienveillant intérêt qu'ils nous ont toujours témoigné.

Nous prions M. le professeur Hutinel d'agréer l'expression de notre profonde gratitude pour le très grand

(1) Bouteille de Manosque. *La Chorée*, Paris, 1810.

honneur qu'il nous fait en acceptant la présidence de notre thèse.

Que M. le docteur Méry, professeur agrégé, médecin des hôpitaux, veuille accepter nos plus respectueux remerciements, pour l'observation si intéressante qu'il a bien voulu nous permettre de reproduire, et qui a en partie inspiré le sujet de cette thèse.

I

Historique.

C'est à Alexander que revient l'honneur, d'après Har-
le (1) et Aran (2), d'avoir le premier utilisé avec succès
l'arsenic dans un cas de chorée épileptiforme. Depuis,
les observations de Th. Marten (3), de Salter (4), Gregory et de Maton (5), Babington (6), Begbies, Hugues,
Wilschire (7), Stones, Mac Leon (8) attirent l'attention
sur l'efficacité de l'arsenic dans le traitement de la chorée. « Je ne connais contre cette maladie, écrit Pareira (9),
« aucun médicament égal à l'arsenic, qui, dans certains
« cas, agit presque comme spécifique. » En Allemagne,
il faut citer les travaux de Basedow, Steinthal, Henoch
et surtout de Romberg (10). Cet auteur traite dès 1846,

(1) *De arsenici usu in medicina*, Norvège, 1811.
(2) *Bull. gén. de thérap.*, 1859.
(3) *Transact. med. chir. of London*, 1813.
(4) *Ibid.*, 1819.
(5 et 6) Cités in *th*. Garin, Lyon, 1819.
(7) *Lancet*, juillet 1859.
(8) *London med. Gaz.*, déc. 1835.
(9) *Matière médicale*.
(10) *Klinisch Ergebnisse*, 1846.

quatre cas de chorée aiguë au moyen de la préparation arsenicale suivante :

Liqueur de Fowler .
Eau distillée.......   ââ

II gouttes dans un verre d'eau trois fois par jour. Il affirme avoir guéri, sans aucun accident, trois chorées anciennes et rebelles. Pour lui « de tous les moyens « recommandés contre la chorée, ceux-là seuls sont « dignes de notre confiance qui peuvent arrêter en peu « de temps la maladie même quand elle est invétérée. « Parmi ces moyens, celui qui occupe le premier rang, « c'est l'arsenic (1). »

En Amérique, c'est Reese (2) qui, le premier, emploie avantageusement l'arsenic dans la chorée : il recommande l'emploi de la liqueur de Fowler de VI à VIII gouttes matin et soir chez les enfants âgés de 10 ans.

En France, dès 1847, Guersant (2) utilise dans le traitement de la chorée la médication arsenicale qu'il considère comme des plus actives. « Nous serions tenté de « penser, dit-il, que les préparations arsenicales possèdent « dans la chorée une puissance curative qui « dépasse celle de toutes les médications employées « généralement. Pour ceux que pourrait effrayer une « médication aussi active, nous dirons que, pour obtenir « un effet favorable, il n'est pas nécessaire de donner « l'arsenic à dose élevée. » Guersant prescrit, en effet,

(1) *Union médic.*, 1847.
(2) *Monthly journal*, avril 1847.
(3) *Journal de méd. de Bruxelles*, 1848.

l'arséniate de soude à la dose de un à un milligramme et demi par jour.

En 1848, Rayer obtient à l'aide de l'arséniate de soude, la guérison d'une chorée datant de quatre ans, Dieudonné améliore rapidement l'état d'une petite choréique lymphatique en lui administrant la même préparation arsenicale.

Dans son célèbre mémoire sur la chorée, Germain Sée est loin de partager l'enthousiasme suscité par ces travaux : « Il est, dit-il, un remède dont l'utilité « est aussi contestable que celle des substances précé- « demment énumérées et dont la dangereuse activité « n'a pas suffi à arrêter les expérimentateurs : c'est l'ar- « senic dont les premières applications à la chorée sont « dues au docteur Thomas Marten qui prescrivit ce poi- « son en solution alcoolique à la dose de V gouttes trois « fois par jour.

« Quelques exemples de succès ont ensuite été rap- « portés par MM. Salter, Gregory qui l'associe au musc « et par M. Reese de New-York qui assure avoir adminis- « tré la solution de Fowler dans plus de deux mille cas « sans avoir échoué une seule fois. De pareilles exagé- « rations portent leur condamnation avec elles. Il suffit « d'interroger les faits pour être fixé sur la valeur de ces « remèdes. Les seuls exemples détaillés que possède la « science et qui ont été recueillis par MM. Henoch et « Romberg sont loin de prouver son efficacité, car mal- « gré tous les soins désirables, il fallut quatre ou cinq « mois pour arriver à la guérison.

« Le doute est d'autant plus légitime que les obser-

« vateurs consciencieux ont été forcés de renoncer à son
« emploi, après l'avoir vu produire des accidents et
« échouer cinq fois sur sept.

« Dans le seul cas que nous ayons vu soumettre à un
« pareil traitement, on n'en vint point à cette extrémité
« mais le malade n'en retira aucun profit durable. »

Cette opinion est loin d'être admise par tous les
auteurs. A la suite d'observations personnelles (1),
Aran pose en principe l'efficacité de l'arsenic dans le traitement de la chorée et exprime ainsi sa manière de voir
dans le *Bulletin général de thérapeutique* : « La médica-
« tion arsenicale est d'une efficacité incontestable dans
« un certain nombre de cas de chorée ; elle paraît sur-
« tout applicable aux cas rebelles et opiniâtres, aux for-
« mes anormales de la maladie. Rien ne prouve qu'elle
« ne puisse être appliquée avec avantage au traitement
« des chorées simples et récentes. Employée avec modé-
« ration et prudence, elle n'expose à aucun accident sé-
« rieux ; la guérison, lorsqu'elle a lieu, est obtenue en
« général dans un temps très court. C'est donc un des
« médicaments les plus remarquables de la chorée (2). »

Les faits semblent donner raison à Aran contre Germain Sée. Rice (3) affirme, à la suite d'observations
cliniques nombreuses, que « l'efficacité de l'arsenic dans
la chorée est la même que celle du sulfate de quinine
dans la fièvre intermittente : il guérit en général en deux

(1) *Gazette des Hôpitaux*, mai 1856.
(2) *Bull. de thérap.*, 1859.
(3) *Presse méd. Belge*, oct. 1856.

à six semaines. Bourguignon conseille l'arsenic chez les sujets débilités (1). E. Barthez (2) complète la série d'A ran par l'exposé de ses observations personnelles. Enfin Long, dans une thèse sur la chorée (3), emploie systématiquement l'arsenic dans onze cas de chorée et décrit ainsi les résultats obtenus :

I. — Fillette de 10 ans. Première attaque durant depuis trois mois. Chorée généralisée, moyenne, traitée d'abord par les bains sulfureux et la gymnastique et améliorée par ce régime. Mise au traitement arsenical le 15 octobre 1896 ; sort guérie le 16 novembre, c'est-à-dire un mois après le début de cette nouvelle médication.

II. — Fillette de 10 ans. Troisième attaque. Guérie en dix jours par l'arsenic.

III. — Fillette de 12 ans. Chorée généralisée. Troisième attaque durant depuis un mois. Guérie en 18 jours par l'arsenic.

IV. — Fillette de 11 ans. Première attaque durant depuis un mois, prédominant à gauche. Guérison en 30 jours par l'arsenic.

V. — Garçon de 11 ans. Deuxième attaque, généralisée. Guérison par l'arsenic en 48 jours.

VI. — Fillette de 8 ans. Troisième attaque durant depuis huit jours. Guérison par l'arsenic en 39 jours, après d'autres médications.

(1) *Bull. de thérap.*, 1858.
(2) *Soc. méd. des Hôpitaux*, mars-avril 1859.
(3) *Th.* Paris, 1860.

VII. — Fillette de 7 ans. Première attaque durant depuis cinq jours. Guérison en 17 jours.

VIII. — Garçon de 16 ans. Première attaque durant depuis 21 jours, généralisée. Guérison par l'arsenic en 23 jours.

IX. — Fillette de 8 ans. Première attaque durant depuis un mois. Guérison par l'arsenic en 29 jours.

X. — Petite fille de 5 ans. Première attaque durant depuis 10 jours, généralisée. Premier traitement par la vératrine et les bains sulfureux. Guérison par l'arséniate de soude en 50 jours.

XI. — Jeune fille de 13 ans. Première attaque depuis huit jours, généralisée, peu intense. Guérison par l'arsenic en 20 jours.

« Nous voyons, dit M. Long, que la plus longue « durée du traitement a été de 48 jours, la plus courte « de 10. La guérison a été obtenue dans tous les cas « par ce médicament. Il a toujours été bien supporté « et n'a jamais donné lieu à aucun accident du côté du « tube digestif. Sous son influence, l'état général du « malade s'améliorait, il engraissait et reprenait des « forces. »

M. Stone (1), à l'hôpital Saint-Thomas de Londres, a traité 20 cas de chorée d'intensité diverse avec la liqueur arsenicale (solution d'arséniate de potasse). Sur les 20 cas, il eut 18 guérisons et 2 insuccès. La durée moyenne du traitement fut de 26 jours, moyenne bien inférieure à celle des traitements par les préparations de

_____

(1) *London med. Times*, 1859.

fer et par le sulfate de zinc qu'il employa pendant la même année dans les cas de chorée. « Ces divers résul-
« tats sont très encourageants et nous croyons que la
« médication arsenicale ne tardera pas à être l'une des
« plus fréquemment employées dans le traitement de la
« chorée.

La même année paraît l'importante thèse de M. Gellé sur la *valeur de la médication arsenicale dans le traite-ment de la chorée*. Les médecins étrangers se servent de la liqueur de Fowler plus ou moins étendue qu'ils donnent à la dose de V à VIII gouttes dans un peu d'eau sucrée. Cette dose n'est jamais augmentée.

M. Aran, au contraire, estime qu'il faut rapidement augmenter la dose : il veut « qu'un malade prenne au bout de trois jours un centigramme ou un centi-gramme et demi dans les 24 heures ».Il craint qu'en agis-sant à petites doses longtemps continuées, l'organisme ne s'habitue au médicament. Aran emploie la solution suivante:

Acide arsénieux.. cinq centigrammes
Eau distillée..... 500 grammes.

Chaque cuillerée de cette potion contient 2 milli-grammes et demi d'acide arsénieux. Le malade en prend le premier jour une cuillerée, deux le deuxième, trois le troisième, jusqu'à 6 par jour. Alors il faut commen-cer à diminuer les doses. Cette méthode donne souvent lieu à des accidents d'intolérance parce que l'arsenic est d'une élimination difficile et que par conséquent il s'accumule dans l'organisme, « aussi faut-il avoir soin d'opérer par séries de courte durée. »

Pour éviter ces accidents, Gillette substitue l'arséniate de soude à l'acide arsénieux trop irritant et propose la formule suivante :

Arséniate de soude. . . .   0,05 centigr.
Eau distillée. . . . .   500 grammes.

Chaque cuillerée à café représente un milligramme de principe actif. Gillette ne prescrit jamais la potion plus de huit jours. Il débute, suivant l'âge et la force du sujet, par une ou deux cuillerées à café, augmente rapidement de une à deux par jour et diminue dès que se produit quelque phénomène d'intolérance.

« Entre les mains de M. Gillette, dit M. Gellé, l'em-
« ploi de l'arséniate de soude n'a produit que peu d'ac-
« cidents, surtout si on les met en regard de ceux qui
« ont compliqué le traitement de l'acide arsénieux. Deux
« fois seulement, la diarrhée et les nausées obligèrent
« à suspendre la médication qui put être reprise deux
« jours après. Les malades guérirent.

Dix-huit cas de chorée ont été ainsi traités ; dans les cas aigus, l'arsenic semble avoir produit des effets va-
riables ; « il nuit aux tempéraments nerveux et sanguins,
« il réussit chez les lymphatiques. Dans les chorées
« rebelles, au contraire, l'arsenic semble faire merveille. »
Ces résultats conduisent M. Gellé à fixer les indications de la médication arsenicale dans la chorée. »

L'arsenic ne guérit pas toutes les chorées : « Aucune
« médication ne mérite une confiance illimitée, et l'arse-

« njc subit ici la loi commune. La difficulté consiste à
« saisir le moment où le médicament perd son action,
« où il devient urgent de s'adresser à d'autres moyens
« plus curatifs. » L'âge et le sexe n'ont pas grande im-
portance ; il n'en est pas de même des constitutions et
des tempéraments : « L'arséniate de soude a complète-
« ment échoué sur les sujets nerveux, dans les chorées
« dites idiopathiques, dans celles qui rentrent dans la
« classe des névroses. Le tempérament sanguin ne
« paraît pas s'accommoder du traitement par l'arsenic. »
Et, dans ces deux cas, les médicaments qui semblent le
mieux appropriés sont l'émétique, les controstimulants,
et l'opium. La complication de scrofule ou de tubercu-
lose n'empêche pas d'employer l'arsenic, et c'est lorsque
l'organisme est affaibli soit à la suite de privations, soit
à la suite de pertes, que l'arsenic agit le mieux. Il réussit encore dans les cas les plus graves, où le malade est
en proie à une agitation incessante, quand des exco-
riations cutanées apparaissent.

En somme, l'arsenic guérit la chorée en moins de
temps que toute autre méthode. Il guérit les 5/6 des
chorées récentes et la moitié des chorées anciennes. Si
dans tous les cas il n'est pas indiqué, il donne de bons
résultats quand il est employé à propos.

Peu après la thèse de Gellé, l'article de Wannen-
brouck, de Lille (1) et la thèse de Picot (2) publient de
nouveaux cas de chorées améliorées par l'arsenic. Ce

(1) Du traitement de la chorée par les préparations arsenicales.
Bulletin méd. du Nord de la France, avril 1863.
(2) Considérations sur l'arsenic. *Th.* Paris. 1863, n° 178.

FABEL

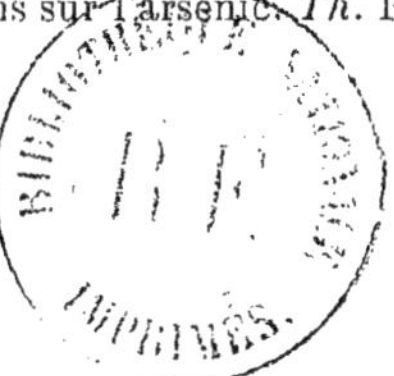

dernier auteur s'exprime ainsi : « L'arsenic réussit dans
« la chorée, mais réussira-t-il dans toutes ? Nous ne le
« croyons pas et quoique nous le considérions comme
« un moyen bien supérieur à tous ceux déjà employés,
« nous ne le croyons ni infaillible ni universel. Ce qui
« fait que nous lui donnons la préférence, c'est son ad-
« ministration facile, la rapidité de ses effets quand il
« doit agir, enfin son innocuité vu les faibles doses que
« l'on donne aux malades... Il agit surtout dans les
« chorées qui tiennent à la débilité. Quant aux effets de
« l'arsenic comparés à ceux des autres médications, on
« peut dire que, dans les cas favorables, cette subs-
« tance guérit la chorée plus rapidement que n'importe
« quelle autre. On le voit, le traitement arsenical est
« le plus énergique et le plus prompt. On aide généra-
« lement son action avec les toniques tels que le fer, le
« vin de quinquina et une bonne alimentation. »

M. Isnard, dans son *Etude sur l'emploi thérapeutique de l'arsenic* (1), cite un cas de chorée généralisée
très violente survenue chez une petite fille de 8 ans,
améliorée en 20 jours, guérie en 40 par l'arsenic. Ce
même auteur fait remarquer que c'est principalement
dans la médecine des enfants que les préparations
arsenicales paraissent avoir rendu les plus grands services.

De 1865 à 1868 paraissent les recherches de Millet,
de Tours, et de Letanneur (2). En 1868, il faut surtout
citer l'importante monographie de Lolliot (3). Dans ce

(1) *Union méd.*, 1860, VI. p. 558.
(2) *Traitement de la chorée par l'arsenic.*
(3) Etude physiologique de l'arsenic. *Th.*, Paris, 1868.

travail, l'auteur, après avoir étudié les effets physiolo-
giques expérimentaux de l'arsenic, aborde la question
de ses applications thérapeutiques et dit : « Sans vou-
« loir, à l'exemple de certains auteurs, faire un spéci-
« fique de l'arsenic contre la chorée, nous croyons qu'il
« peut rendre de réels services dans une affection si
« souvent rebelle à la plupart des médicaments dirigés
« contre elle. Quant au mode d'action de l'arsenic dans
« la chorée, nous croyons pouvoir l'expliquer par son
« influence sur le système nerveux, influence directe,
« qu'il n'aurait selon nous que par son action sur la
« circulation des vaisseaux des centres nerveux. »

En 1874, le docteur Tapie, étudiant dans sa thèse
inaugurale *la chorée, ses divers modes de traitement* (1),
pense que : « les préparations arsenicales doivent jouer
« un grand rôle dans le traitement de la chorée. On sait
« que l'arsenic est un médicament d'épargne, il arrête
« la dénutrition,c'est un anti-déperditeur par excellence.
« C'est à ce point de vue que MM. Sée et Roger l'em-
« ploient dans la chorée qui, par son origine le plus sou-
« vent rhumatismale, amène si promptement la diminu-
« tion des globules du sang et l'anémie consécutive. »

Hubert Guérin a vu M. Archambault donner l'arsenic
à doses élevées, de 6 à 20 milligrammes d'acide arsénieux, en allant progressivement. « Suivant ce praticien
« distingué, ce serait même la médication la plus sûre
« et la plus constante dans ses résultats et, sans être
« exclusif, il n'hésite pas à lui donner la supériorité sur
« toutes les autres. »

(1) *Th.*, Paris. 1874, n° 461.

En 1879, paraissent deux thèses fort importantes, celle de M. Pomel, soutenue à Paris, et le travail de M. Garin. La thèse de M. Pomel intitulée : *De la médication arsenicale dans le traitement de la chorée*, relate des cas intéressants étudiés par Archambault et Siredey et insiste sur le grand nombre de succès dus à la médication arsenicale. La guérison est rapide lorsque l'arsenic est donné à doses suffisantes ; elle ne donne lieu qu'à quelques accidents gastro-intestinaux sans gravité. Aussi l'auteur conclut-il que « de tous les traitements « employés contre la chorée, les préparations arsenicales « et en particulier l'acide arsénieux sont celles qui « amènent la guérison le plus sûrement et le plus promp- « tement. »

La même année paraît la thèse de M. Garin (1) *sur le traitement de la chorée spécialement par l'arsenic et les injections hypodermiques de liqueur de Fowler.* Dans cette thèse, l'auteur propose d'administrer l'arsenic sous formes d'injections hypodermiques. Cette technique déjà préconisée par Redcaffen (2), Lenidmith, Eulenbourg, Perroud (de Lyon), etc., est repoussée par Ziemmsen qui invoque à l'appui de son opinion la douleur provoquée par l'injection. Garin, après avoir traité une trentaine de choréiques, conclut que cette méthode améliore très rapidement l'état des malades, qu'elle ne détermine que peu d'accidents, qu'elle est très facile à employer. « Les indications des injections sont des « plus larges et son emploi peut être tenté d'une façon

(1) *Th.*, Lyon, n° 14, 1879.
(2) *In Lypt of. med. by Reynolds.* London, 1872.

« générale dans la chorée de l'enfance puisqu'une médica-
« tion reconstituante doit surtout être mise en œuvre
« chez les enfants choréiques qui sont souvent lympha-
« tiques et débilités. Cependant on devra bien savoir que
« les injections sous-cutanées sont moins efficaces dans
« les chorées anciennes... Il y a des idiosyncrasies
« rebelles à l'arsenic. Dans ce cas, il ne faut pas insis-
« ter. D'ailleurs, les phénomènes d'intolérance ne tardent
« pas alors à se manifester. Ces phénomènes sont, d'au-
« tre part, assez rares chez les enfants qui supportent
« bien dans le plus grand nombre des cas la médication
« arsenicale.... Le rhumatisme ne semble pas une
« contre-indication à la la médication arsenicale. » En
somme, dit M. Garin, l'arsenic donne dans la chorée
des résultats pratiques incontestables ; son administration par la voie hypodermique qui est la plus avanta-
geuse peut constituer une méthode générale de traitement
chez les enfants choréiques dont l'affection n'est pas
compliquée.

La même année, J. Simon exprime son avis avec
quelques réserves (1). « Contre la chorée, l'arsenic a été
« employé dans cet hôpital par un de nos anciens
« maîtres et les résultats auraient été satisfaisants dans
« un certain nombre de cas. Quant à moi, je n'ai pas
« été aussi heureux. Cette névrose que je considère
« comme rhumatismale, je la traite comme telle au dé-
« but, etc. » En 1880, Brou de Laurière (2), élève de Bouchut, recommande au contraire la médication arsenicale

(1) *Progrès médical*, 1878, p. 918.
(2) *Th.*, Paris, 1880.

qu'il considère comme excellente. M. Comby expose au Congrès de Nancy (1896) ses idées sur le traitement de la chorée par l'arsenic. M. Comby a traité pendant le premier semestre de 1896, douze cas intenses de chorée vraie par l'arsenic à hautes doses. La préparation arsenicale employée a été la liqueur de Boudin. Les doses employées ont toujours été à peu près les mêmes. Si l'on excepte les enfants de moins de sept ans qui pourraient se contenter de demi-dose, il faut toujours commencer par un centigramme d'arsenic le premier jour. Ce centigramme, dix grammes de liqueur de Boudin, est dilué dans un julep gommeux de 120 gr. que l'enfant prend de deux heures en deux heures en ayant soin de lui faire boire une tasse de lait après chaque cuillerée. Les jours suivants on augmente de 5 grammes la dose de liqueur de Boudin, jusqu'à 25, 30, 35 et même 40 grammes par jour. Après avoir atteint cette dose maxima, on redescend par échelons de 5 gr. jusqu'à la dose initiale. Ce traitement guérit rapidement les malades. Aussi M. Comby dit-il qu'aucun remède n'agit ni aussi sûrement, ni aussi vite. Mais il fait courir aux enfants les dangers de l'intoxication, surtout les vomissements et la diarrhée. Malgré ces inconvénients, la médication arsenicale intensive doit être conservée à condition de surveiller attentivement les enfants.

Le travail de Smith (1) nous ramène aux conclusions de M. Garin. Cet auteur injecte en effet l'arsenic dans la chorée et en retire de bons résultats. L'année suivante,

(1) Injections d'arsenic dans la chorée. *Hunter Soc. Th.*, 1894, 24 octobre.

M. Cougnot (1) dans sa thèse dit : « L'oubli dans lequel
« ce médicament est parfois tombé nous semble dépendre
« d'insuccès dus à des doses trop faibles et à la crainte
« d'intoxication surtout chez les enfants avec des doses
« dépassant de beaucoup celles données dans le formu-
« laire... »

« Au reste, non seulement nous ne redoutons pas les
« accidents d'intoxication, mais nous essayons de les
« atteindre le plus promptement possible, car il se pro-
« duit souvent à ce moment une amélioration sen-
« sible. » M. Cougnot utilise la liqueur de Boudin. Il
commence chez les enfants de 8 à 10 ans par 4 gr. de
liqueur de Boudin pris dans un julep gommeux, une
cuillerée à bouche toutes les deux heures. On augmente
ensuite les doses de 2 gr. par jour. Chez les enfants de
plus de 10 ans, on peut commencer par 6 gr. en aug-
mentant la dose de 3 gr. par jour jusqu'à l'apparition
des phénomènes d'intolérance, dès lors on doit cesser
d'augmenter la dose mais non suspendre le médicament
— et il ne faut diminuer les doses que lorsque la guérison est à peu près certaine et encore ne diminuer que
peu à peu. Ce traitement peut facilement être appliqué
en ville. Il dure de 10 à 33 jours, il réussit dans la plupart des cas et M. Cougnot n'hésite pas à conclure que
l'arsenic est le meilleur médicament contre la chorée.

Médicament dangereux, dit M. Dresch (2) qui juge avec
sévérité la médication arsenicale intensive : « Donner

(1) *Th.*, Paris, 1895, n° 261.
(2) Pathogénie et traitement de la chorée. *Journal des praticiens*,
1896, p. 420.

« en quelques jours 0,34 centigr. d'acide arsénieux à
« une fillette de 9 ans semble plutôt du ressort du juge
« d'instruction que de la clinique hospitalière. Au point
« de vue de la rapidité d'effet cette médication détient
« peut-être le record, mais, sûrement le record du dan-
« ger encouru lui est réservé. »

Cependant Albarel montre que loin de déterminer toujours des accidents paralytiques, l'arsenic est capable
de guérir les chorées paralytiques. Enfin M. O. del
Pozo dans un travail inspiré par M. Comby (1) considère que le traitement arsenical est supérieur à tous les
autres dans la chorée et qu'on doit des succès remarquables à la liqueur de Boudin donnée à doses successive-
ment progressives et régressives.

Nous serons moins long sur l'historique de l'antimoine. Employé d'abord par Rasori, Laënnec (2) puis
par Breschet (3) Salgues (4) Nicolas, (5) Bouley (6), l'administration de l'émétique a surtout été préconisée par
Gillette, dont les idées sont exposées dans la thèse de
Bonfils (7). Après s'être assuré de l'intégrité du tube
digestif on administre une première dose d'émétique.
Cette dose est augmentée progressivement pendant
trois jours, après lesquels on suspend l'emploi de l'émé-

(1) *Th.*, Paris, 1898.
(2) *Arch. gén. de méd.*, t. IV, p. 481.
(3) *Gaz. méd.*, 1832, III, n° 7, p. 67.
(4) *Rec. méd. chirurg.*, 1847, III, p. 168.
(5) *Th.*, Paris, 1844, n° 217.
(6) *Th.* de Marcotti, Paris 1857.
(7) Emploi de l'émétique à hautes doses dans une série de chorées.
Th., Paris, 1858.

tique : on laisse le malade tranquille et « si les mouvements persistent on reprend l'émétique après un certain laps de temps. On le donne pendant trois jours
encore en ayant soin d'en élever progressivement la
dose. » En somme, ce mode d'administration de l'émétique « consiste à donner ce médicament par séries de
« trois jours. En agissant ainsi, on évite les accidents
« graves qui peuvent éclater à la suite de l'emploi pro-
« longé du tartre stibié, on en empêche également l'ac-
« cumulation. » La dose du médicament varie naturel-
lement avec l'âge du malade : Gillette commençait
généralement par 0,20 centigr. le premier jour, il con-
tinuait par 0,40 le second jour et 0,60 centigr. le troisième. Si une deuxième série est nécessaire, on donne
l'émétique le premier jour à la dose initiale augmentée
de 5 centigr. et ainsi de suite.

L'émétique sera donné dans une potion gommeuse
de 125 grammes, aromatisée avec de l'eau de fleurs
d'oranger et additionnée d'opium : toutes les demi-
heures une cuillerée à dessert. Ces doses sont généralement bien tolérées ; on peut même donner le médicament dans une simple potion gommeuse sans avoir
d'accidents, la chorée créant peut-être « une disposi-
tion particulière de l'organisme qui permet au malade
de supporter sans inconvénient des doses considé-
rables d'émétique. » Le malade ne mange qu'une
heure après une prise d'émétique : en agissant ainsi
vomit rarement. Cette médication améliore très rapidement la chorée, elle ne présente aucun danger ;

elle convient surtout aux danses de Saint-Guy violentes.

Depuis la thèse de Bonfils, la plupart des monogra-
phies sur la chorée signalent le traitement stibié, et
bien que cette médication soit un peu tombée dans l'oubli, elle est encore appliquée de temps en temps dans
les différents services. Elle donne, en effet, comme le
montrera l'observation ci-jointe, d'excellents résultats
dans les cas de chorée intense et généralisée. Cette
méthode est sévèrement jugée par Trousseau : « Si l'on
« réfléchit que les séries successives (pour arriver à
« une terminaison complète) comprennent un espace de
« temps de 20 jours, qu'il faut tenir compte de la durée
« de la maladie depuis le début, de la question des
« récidives, quelques doutes devront s'élever dans l'es-
« prit sur l'efficacité de cette médication... Il est per-
« mis de se demander quels avantages elle présente
« sur les affusions froides, les bains sulfureux, les
« préparations strychnées à l'aide desquels nous me-
« nons généralement à bien la maladie. On peut se
« demander à quoi bon, dès lors, remettre en honneur
« une médication, déjà essayée puis abandonnée, et
« qui a en soi quelque chose de violent surtout chez
« les personnes délicates, comme le sont beaucoup de
« jeunes filles choréiques... » Mais, d'autre part : « le
« tartre stibié à haute dose vient nous offrir une res-
« source nouvelle là où tout a échoué jusqu'ici et déjà
« même quelques faits tendent à faire espérer que grâce
« à l'énergie de ce moyen, à la fois perturbateur et
« sédatif, on parviendra à maîtriser les chorées jus-

« qu'ici indomptables. Aussi, quand bien même cette
« indication nouvelle devrait être réservée exclusive-
« ment à ces exceptions, Gillette aurait rendu un véri-
« table service à la thérapeutique en lui offrant une
« chance de succès là où elle était réduite à confesser
« sa complète impuissance (1). »

Et de fait, la thèse de Bonfils, la communication de
Henri Roger (2), et les leçons de Cadet de Gassicourt (3)
citent des cas convaincants de chorée grave guérie par
l'émétique.

(1) *Cliniques,* t. ii, p. 152.
(2) *Union médicale,* juin-juillet 1858.
(3) *Maladies des enfants,* t. ii.

II

**Formes pharmaceutiques, doses
et mode d'administration des médicaments.**

I. *L'arsenic.* — Toutes les préparations arsenicales
ne sont pas employées dans le traitement de la chorée, et les granules de Dioscoride, les pilules arsenicales
ou asiatiques n'ont jamais été préconisées, que nous
sachions, contre cette affection nerveuse.

Les seules préparations usitées sont les *liqueurs de
Boudin et de Fowler*, l'*arséniate de soude* et le *cacodylate
de soude.*

La *liqueur de Boudin* est une solution aqueuse au
millième d'acide arsénieux. On la prépare en faisant
simplement dissoudre un gramme d'acide arsénieux
dans un litre d'eau distillée. Dix grammes de cette
solution contiennent exactement un centigramme d'acide
arsénieux. Il est donc facile, avec cette préparation,
de doser exactement la quantité d'arsenic à faire absor-
ber. La liqueur de Boudin est généralement administrée dans du lait ou mieux encore dans un julep

gommeux de 120 grammes. Pour Aran, le médicament devrait être administré aux heures des repas ; et, en effet, M. G. Brouardel, dans sa thèse sur l'*arsenicisme* (Paris 1897), a prouvé expérimentalement que l'arsenic ingéré en même temps que les aliments perd de sa toxicité. On peut, d'ailleurs, comme le dit M. Comby, se contenter d'administrer la potion en plusieurs fois dans la journée en ayant soin de faire prendre à l'enfant, un peu de lait, immédiatement après. Quant à la dose, elle varie suivant les auteurs. Est-on partisan des doses faibles, on peut, chez un enfant de 8 à 10 ans, commencer par 4 à 6 grammes de liqueur de Boudin *pro die* et augmenter de 2 à 3 grammes par jour. Chez les enfants plus jeunes, la dose sera diminuée de moitié. M. Comby préfère de beaucoup au système des doses faibles le système des doses élevées. Il commence le premier jour par 10 grammes de liqueur de Boudin et augmente de 5 grammes par jour. « Généralement vers 30 ou 35 grammes se produisent à la fois des signes d'intolérance et une sédation parfaite des mouvements choréiques. On descend alors parallèlement l'échelle qu'on avait gravie, et la maladie est à peu près terminée lorsqu'on est revenu à 10 grammes » (del Pozo, *loco citato*). Toutefois, les doses précédentes ne sont applicables qu'au-dessus de 8 ans. Au-dessous de cet âge il convient de diminuer les doses de moitié. Mais, chez les uns comme chez les autres, l'essentiel pour réussir est d'aller progressivement et d'atteindre rapidement les limites de l'intoxication.

Certains auteurs ne craignent pas dans les cas intenses de dépasser cette dose de 30 à 35 grammes.
C'est là une conduite que nous ne saurions approuver,
et les doses de 40 grammes administrées par M. Comby
nous paraissent véritablement dangereuses.

Certes, on peut, chez un enfant choréique, administrer
beaucoup plus d'arsenic que chez un enfant sain, mais
quatre centigrammes d'acide arsénieux constituent pour
un enfant une dose redoutable que l'on ne peut essayer
qu'à l'hôpital et en faisant les plus expresses recom-
mandations au personnel chargé de surveiller l'enfant.
Il arrive souvent que les phénomènes d'intolérance sur-
viennent dès les premiers jours, et semblent devoir faire
cesser la médication.

Que faut-il faire dans ces cas ? Si les accidents sont
inquiétants, si la diarrhée et les vomissements s'ins-
tallent, alors il faut sans hésitation supprimer l'arsenic
et lui substituer une médication plus douce. Mais, s'il ne
survient qu'un ou deux vomissements, si l'enfant n'a
que peu de diarrhée, il faut continuer en ayant soin simplement de ne pas augmenter la dose le lendemain du
jour où ont apparu les accidents (Cougnot).

A quel moment faut-il cesser la médication ? Autrement dit à quels symptômes reconnaîtra-t-on que l'arsenic a agi ?

Tout d'abord, à l'atténuation des mouvements choréiques, à la sédation des phénomènes généraux; en
second lieu, aux symptômes d'intoxication. L'enfant présente des troubles digestifs prononcés : vomissements,
diarrhée, etc., il éprouve des fourmillements dans les

membres ; l'intoxication est proche, et si l'on ne supprime pas la liqueur de Boudin, les plus graves accidents sont à craindre. C'est à cette limite qu'il faut arriver, sans la dépasser, si l'on veut guérir les choréiques par cette médication.

Au bout d'un temps plus ou moins long, suivant la gravité de la maladie, la chorée s'améliore ; il faut alors, mais seulement à ce moment, diminuer progressivement les doses de liqueur de Boudin. Cette pratique présente deux avantages également importants : elle procure une guérison plus complète et surtout elle évite les accidents d'intoxication qui pourraient apparaître juste au lendemain du jour où l'on a supprimé totalement la médication.

On le voit, deux méthodes d'administrer la liqueur de Boudin sont à la portée du médecin. L'une, la méthode à doses fortes, est recommandée par Siredey, Comby, etc., l'autre, à doses faibles, est utilisée par Marfan, Renaut, Cougnot, etc. Laquelle des deux préférer ? « M. Comby, dit M. del Pozo, les a employées toutes les deux et a pu ainsi se rendre compte de la supériorité de la première sur la seconde », et il cite des exemples véritablement probants en faveur de son opinion. Mais si l'on réfléchit aux dangers que fait courir une telle médication, on préférera peut-être s'en tenir à la méthode des doses faibles.

La liqueur de Boudin offre au praticien de nombreux avantages : elle est facilement maniable, n'a pas d'odeur désagréable, elle peut être ordonnée en ville, à condition de voir souvent l'enfant et de le surveiller de près. Ses seuls inconvénients sont d'être très toxique et de déterminer souvent des accidents. Nous avons vu que l'apparition des premiers signes de l'arsenicisme aigu, était la condition *sine qua non* de la guérison ; mais parfois l'usage même modéré de la liqueur de Boudin peut provoquer des symptômes graves : paralysies, etc. Il s'agit, dans ces cas, d'idiosyncrasies impossibles à prévoir et d'ailleurs exceptionnelles.

En somme, la liqueur de Boudin préconisée par Siredey, Grancher, Comby, Marfan, etc., donne généralement d'excellents résultats à condition d'être employée de la façon suivante : Commencer par des doses faibles, suffisamment diluées, augmenter rapidement les doses jusqu'à commencement d'intoxication ; lorsque les mouvements choréiques diminuent, diminuer progressivement les doses : ne pas les interrompre d'un seul coup. Il est indispensable de mettre les enfants au lait pendant toute la durée du traitement.

La liqueur de Fowler, en injections sous-cutanées ou en potion, a été recommandée par Romberg, Reese, Garin, etc. On sait que la liqueur de Fowler est une solution au centième d'arsénite de potasse, dont voici la formule exacte :

Acide arsénieux...........	} ââ 1 gramme.
Carbonate de potasse pur...	}
Alcoolat de mélisse........	3 gr.
Eau distillée..............	95 gr.

Un gramme (XXIII gouttes) de cette solution contient exactement un centigramme d'acide arsénieux.

En injections sous-cutanées, cette médication présente pour MM. Perroud et Garin de Lyon, les avantages suivants : elle est extrêmement facile à exécuter,
elle améliore très rapidement l'état des malades, et ne
détermine que peu d'accidents. On lui a reproché de ne
pouvoir être que difficilement pratiquée en ville, de
causer aux enfants une douleur vive et surtout durable.
Au surplus, on sait bien aujourd'hui que la liqueur de
Fowler s'altère rapidement et subit des fermentations
qui en transforment les propriétés : les modifications
s'effectueront encore bien mieux si la liqueur de Fowler
est employée en injections diluées, et elles font courir
au malade des dangers certains. Aussi malgré l'autorité
de M. Perroud, malgré les excellents résultats obtenus
par M. Garin, nous pensons que les injections de la
liqueur de Fowler ne sauraient être généralisées ; l'emploi de cette méthode restera toujours d'une indication
restreinte, sans avantages véritables sur les autres
formes pharmaceutiques de l'arsenic.

Les préparations internes de liqueur de Fowler étaient
déjà préconisées par Romberg qui administrait, trois
fois par jour IV gouttes d'une mixture composée de
liqueur de Fowler et d'eau distillée à parties égales. Reese
préfère la liqueur de Fowler prise à la dose de VI à VIII
gouttes par jour chez des enfants de 8 à 10 ans. Chose
capitale, cette dose n'est jamais augmentée : elle reste
la même, du début à la fin de la chorée.

Il semble qu'à l'heure actuelle, la liqueur de Fowler,
sous l'une ou sous l'autre de ses formes pharmaceutiques,

soit un peu délaissée. Si pour une raison ou une autre, il convenait de s'y adresser, elle serait donnée, non pure, mais de préférence dans du lait ou dans un peu d'eau de fleurs d'oranger un peu avant le repas ou pendant le repas pour diminuer son action toxique. Il est important, comme pour toute préparation arsenicale, d'augmenter rapidement la quantité de médicament. Si l'on a affaire, par exemple, à un enfant de 8 ans, on peut commencer par IV gouttes de liqueur de Fowler à chaque repas et augmenter d'une goutte par jour jusqu'à VI, VII et VIII gouttes.

La dose de VIII gouttes à chaque repas nous paraît un maximum qu'il ne faut pas dépasser. En somme, pour la liquéur de Fowler comme pour la liqueur de Boudin, le secret de la réussite consiste à commencer par des doses déjà fortes et d'élever rapidement ces doses jusqu'à commencement d'intoxication.

L'arséniate de soude a été employé par Rayer, Dieudonné et surtout par Gillette et Cadet de Gassicourt (1). La formule suivante recommandée par Gillette aurait donné d'excellents résultats dont nous avons déjà eu l'occasion de parler dans le premier chapitre.

> Arséniate de soude....   cinq centigrammes
> Eau distillée.........   500 grammes

Une cuillerée à café de cette solution contenant un milligramme de principe actif, il est facilé de doser exactement le médicament. Cette préparation est administrée

(1) *Maladies des enfants.* t. II, p. 283.

à la dose d'une ou deux cuillerées à café au début, puis,
les jours suivants on donne deux, trois, quatre cuillerées jusqu'à ce que des phénomènes d'intolérance apparaissent. En somme, ici, comme pour les autres composés
de l'arsenic, ce qui est important, c'est d'arriver rapidement aux limites de l'intoxication.

Depuis les travaux de Gillette, l'arséniate de soude a
été quelque peu délaissé. On pourrait sans doute lui re-
procher sa faible activité ; il faut, en effet, dans un cas
de chorée intense, opposer à la maladie une substance
extrêmement active ; or la liqueur de Fowler et la liqueur de Boudin sont incomparablement plus puissantes
que l'arséniate de soude et il est probable qu'il ne faut
pas chercher ailleurs la cause du discrédit dans lequel
est tombé ce dernier médicament.

Cependant Cadet de Gassicourt recommande vivement
cette substance qui est bien tolérée, ne donne pas lieu
aux crampes d'estomac qui suivent souvent l'administration de l'acide arsénieux et de l'arsénite de potasse.
Il la donne à doses faibles et continues lorsque la chorée
est d'intensité médiocre, à doses fortes progressivement
croissantes dans les chorées graves : cinq milligrammes
le premier jour, dix le second, quinze le troisième et
jusqu'à 25 et même 30 milligrammes par jour. Cadet de
Gassicourt ajoute qu'il n'a jamais eu le moindre accident,
les enfants tolérant merveilleusement, en général, l'arséniate de soude.

En somme, si nous avions à classer les composés de
l'arsenic, nous donnerions le premier rang à la liqueur de
Boudin ; si pour une raison quelconque on ne pouvait

pas donner de la liqueur de Boudin, on emploierait la liqueur de Fowler en ingestion' plutôt qu'en injection. Quant à l'arséniate de soude nous ne l'utiliserions que faute de mieux tout en lui donnant la préférence sur la dernière des combinaisons arsenicales dont il nous reste à parler, le cacodyle et ses dérivés.

Enfin, le *cacodyle* et ses dérivés ont été essayés dans le traitement de la chorée. Garraud et Belbèze (1), Benoist (2), Odinet (3), Roca (4), ont étudié l'action du cacodylate de soude dans la chorée et cité des observations de chorées guéries ou améliorées par ce médicament. Pour M. Benoist « la médication cacodylique semble efficace dans la chorée ». MM. Garraud et Belbèze ont obtenu la guérison complète de trois chorées infantiles après un mois de traitement. La dose totale de cacodylate de soude injecté a été de 0.70 centigr. Il n'y a pas eu de phénomènes d'intolérance. M. Odinet estime que « l'acide cacodylique doit remplacer dans le traitement de la chorée l'arsenic métallique. Ses effets sont plus certains et son emploi sans danger. » M. Habar admet que dans la chorée le cacodylate de soude a peu d'action : « chez les deux malades qu'il a observés les résultats sont restés douteux ; dans un cas même, les mouvements choréiques semblaient avoir augmenté d'intensité. »

(1) *Loire médicale*, Saint-Etienne, 1900.

(2) Médication cacodylique : son emploi à la thérapeutique infantile. *Th.*, Paris, 1899-1900.

(3) *Th.*, Paris, 1900-1901.

(4) *Journal de méd. de Bordeaux*, oct. 1900.

Ces conclusions nous semblent en rapport avec ce que nous avons observé dans les différents services des Enfants-Malades. Aussi pensons-nous que le cacodyle n'a pas encore fait ses preuves dans le traitement de la chorée.

II. *L'émétique.* — La méthode de Gillette exposée dans la thèse de Bonfils est acceptée par tous les auteurs et en particulier par Cadet de Gassicourt (1). « La cure totale, dit ce dernier, se compose de plusieurs cures partielles ou de séries. Chaque série comprend trois jours et est séparée de la suivante par un intervalle de trois à cinq jours. »

Dans la première série on donne les doses suivantes de tartre stibié :

Le 1er jour, 20 centigr.

Le 2e jour, 30 centigr.

Le 3e jour, 40 centigr.

Si au bout de ces trois jours le résultat est obtenu, on s'arrête ; s'il est insuffisant, on procède, trois ou quatre jours après, à une nouvelle série aux doses suivantes :

Le 1er jour, 30 centigr.

Le 2e jour, 40 centigr.

Le 3e jour, 50 centigr.

Après cette seconde série, on recommence si la guérison n'est pas obtenue, et l'on donne alors des doses encore plus élevées :

(1) *Maladies des enfants*, t. ii, p. 283.

Le 1ᵉʳ jour, 40 centigr.

Le 2ᵉ jour, 50 centigr.

Le 3ᵉ jour, 60 centigr.

Nous devons dire que Gillette ne craignait pas de donner l'émétique à des doses encore plus élevées, et, dans la description même de cet auteur, on voit que les doses seront augmentées chaque jour de vingt centigrammes dans la première série, de vingt-cinq dans la seconde, de trente dans la troisième. Ainsi on en arrivait à donner aux enfants, le troisième jour de là troisième série, 1 gramme d'émétique. Ces doses énormes sont rejetées par la plupart des auteurs, et Cadet de Cassicourt dit à ce sujet qu'il n'a jamais formulé le tartre stibié avec cette rigueur mais en donnant des doses beaucoup plus faibles.

Laënnec ajoutait à la potion gommeuse contenant l'émétique, un peu d'opium, médicament qui, dans sa pensée, devait opposer ses effets à ceux de l'émétique. En réalité, cette addition n'est pas indispensable et l'on peut se contenter de prescrire le tartre stibié dans un julep gommeux de 120 gr. à donner par cuillerée à dessert d'heure en heure. Il est indispensable de surveiller attentivement l'enfant, de prendre souvent son pouls afin de voir s'il ne faiblit pas trop, de noter s'il ne présente pas les troubles digestifs qui caractérisent le choléra stibié. A condition de prendre toutes ces précautions, on peut administrer l'émétique, et, dans certaines circonstances que nous essaierons de préciser dans un instant, il donnera d'excellents résultats.

Nous ne voulons pas terminer ce chapitre sans indiquer d'un mot les *accidents* de l'arsenicisme et de l'empoisonnement stibié. Etudiés dans les thèses récentes de G. Brouardel et Dupont (1), ces accidents consistent en troubles digestifs dont le plus important est la stomatite. On a dit que l'arsenic peut déterminer le ptyalisme même à doses extrêmement faibles. Ce ptyalisme s'accompagne souvent de gingivite ; les gencives se tuméfient, deviennent rouges et se recouvrent sur leur bord libre d'un liséré analogue au liséré saturnin. Du côté de l'estomac on note souvent la gastralgie, les nausées, les vomissements : signes particulièrement importants. Quant à la diarrhée, elle est souvent le premier symptôme de l'intoxication ; elle présente ce caractère d'être constituée par des selles jaunâtres d'une horrible fétidité. Du côté de l'appareil respiratoire, le coryza est précoce et peut s'accompagner d'épistaxis, de bronchite. Les désordres circulatoires consistent en hémorrhagies et en troubles de la température et sont moins importants. Au contraire, les troubles nerveux sont presque caractéristiques ; c'est d'abord le prurit, les névralgies, les douleurs, ce sont surtout les paralysies, bien étudiées récemment dans les Cliniques de M. Raymond.

La conjonctivite est fréquente ; elle est si constante qu'on a pu dire d'elle qu'elle est à l'arsenic ce que la la salivation est au mercure. Enfin, diverses lésions

(1) Les accidents de la médication arsenicale intense, *Th.*, Paris 1900.

cutanées, l'érythème, la mélanodermie relèvent souvent
de l'intoxication arsenicale.

Quant aux effets toxiques de l'émétique, ils consistent
surtout en troubles digestifs et cardio-vasculaires. Les
premiers sont constitués par une inflammation violente
de toute la muqueuse digestive, avec vomissements,
diarrhée incoercible, douleurs, pharyngées, gastriques,
intestinales, phénomènes de collapsus.

Les seconds sont surtout du ralentissement, de l'irrégularité des mouvements respiratoires, de la prostration, de l'abaissement de la température. C'est à l'en-
semble de ces deux ordres de phénomènes qu'on donne
le nom de choléra stibié.

Dans les cas de chorées traitées par l'arsenic ou l'émétique à hautes doses, les accidents le plus souvent notés
ont été ceux du choléra stibié pour l'émétique, des paralysies, des vomissements et de la diarrhée pour l'arsenic.

III

Les différentes médications de la chorée,
leur valeur et leurs indications respectives.

Dans ce chapitre, nous nous proposons non de citer
les innombrables médications qui ont été prônées, mais
de passer en revue rapidement les plus importantes
d'entre elles, celles qui peuvent se réclamer des noms
les plus autorisés, de rechercher si elles sont supérieures
à l'arsenic et à l'antimoine et si elles sont indiquées dans
les mêmes cas que ces deux dernières substances ; nous
nous efforcerons, en un mot, de poser la valeur et les
indications respectives de chacune des médications
principales de la chorée.

I. — Médicaments chimiques. — Nous ne ferons que
signaler l'ésérine (Bouchut), l'hyosciamine (Oulmont),
la valériane et ses dérivés, la belladone, les pulvérisa-
tions d'éther sur la colonne vertébrale, le salicylate de
soude, l'exalgine, le sulfonal, etc., pour ne retenir que
la strychnine, le chloral, l'opium, le bromure et l'antipyrine.

La *strychnine* a été surtout préconisée par Trousseau (1841) ; cet auteur, dans les chorées graves, administre le sirop de sulfate de strychnine, préparation qui renferme 5 centigrammes de sulfate pour cent grammes de sirop. Une cuillerée à café contient donc deux milligrammes et demi de principe actif, une cuillerée à dessert cinq milligr:, une cuillerée à bouche un centigramme. Cette préparation, que les enfants prennent sans trop de répugnance, sera donnée à la dose d'une ou deux cuillerées à café pour commencer, « en ayant bien soin d'insister sur « ce point qu'il faut les faire prendre à des intervalles égaux « dans le courant de la journée, une le matin, l'autre le « soir, une autre au milieu de la journée de façon à pou- « voir aisément surveiller les effets et ne pas outrepas- « ser le but qu'on se propose. » Si l'enfant supporte bien ces 3 cuillerées, on augmente cette dose au bout de deux jours et on arrive à donner jusqu'à six cuillerées à café de sirop par jour.

Lorsque cette dose est atteinte, on substitue une cuillerée à dessert à une cuillerée à café et, progressivement, on arrive à donner par jour six cuillerées à dessert. Remplaçant alors une cuillerée à dessert par une cuillerée à soupe puis deux puis trois, on finit par administrer six cuillerées à soupe de sirop dans les 24 heures, c'est-à-dire six centigrammes de sulfate de strychnine. Au bout de quelques jours le malade commence à éprouver les symptômes de l'empoisonnement strychnique : il présente des contractures, des vertiges, des démangeaisons. Ces signes qui marquent le début de l'intoxication doivent être obtenus, mais dès ce moment il faut ne plus augmenter la dose.

En surveillant attentivement les malades, en continuant d'administrer le sirop plusieurs jours encore après la cessation de la chorée, on arrive rapidement à la guérison.

Bien plus, l'usage prolongé, la reprise à moindres doses de la même préparation évitera les rechutes. En un mot, la strychnine paraît être à Trousseau le remède héroïque à ordonner contre la chorée lorsque toutes les autres médications ont échoué.

Que penser de la strychnine, qui, malgré l'autorité de son défenseur, est tombée aujourd'hui dans un oubli profond ?

Assurément elle est au moins aussi toxique que l'arsenic et l'antimoine, elle expose à de graves dangers d'intoxication, mais, au moins, guérit-elle la chorée ? Il est permis d'en douter à n'en croire que les témoignages des pédiâtres les plus réputés.

« Nous repoussons, disent Rillet et Barthez, l'usage
« de la noix vomique et de la strychnine. Cette médi-
« cation antirationnelle nous paraît avoir eu un résultat
« déplorable dans une des observations recueillies par
« M. Rufz, et, dans un autre fait qui appartient à
« M. Bouillaud, ce médecin donna la strychnine à la
« dose de six milligrammes à un enfant de treize ans,
« dont la maladie durait depuis plus de sept mois et
« demi. Le troisième jour, il y eut une exacerbation con-
« sidérable de la maladie et le quatrième, dans la nuit,
« il y eut des crises si violentes que l'on crut que l'en-

« fant allait expirer. M. Sée est arrivé à la même con-
« clusion que nous. Rien, dit-il, ne justifie l'enthou-
« siasme qu'a excité cette médication énergique qui
« expose à de si graves inconvénients sans modifier
« sensiblement l'incohérence des mouvements cho-
« réiques (1). » d'Espine et Picot citent seulement le
sulfate de strychnine. Cadet de Gassicourt insiste avec
raison sur ce fait que ce médicament est très difficile à manier. « Aussi, dit-il, je ne l'ai employé que
« deux fois, avec une extrême réserve, et une certaine
« appréhension... je ne saurais vous recommander ce
« médicament que je n'ose employer moi-même et qui
« est d'ailleurs fort délaissé aujourd'hui (2). » Enfin
Leroux estime inutile de donner une préparation dont
les avantages sont douteux et les inconvénients sé-
rieux (3).

Laissant donc la strychnine dont le procès a été fait
sans appel possible par les cliniciens les plus éminents,
nous aborderons l'étude du *chloral*.

Déjà conseillé par Charcot, Bouchut et Dujardin-
Beaumetz, le chloral a été méthodiquement employé par
Joffroy. Partisan des doses fortes pour juguler les chorées
graves, cet auteur fait préparer une solution concentrée
d'hydrate de chloral telle qu'une cuillerée à bouche de
la potion contienne un gramme de chloral. Au-dessus
de 10 ans on donnera quatre grammes en trois prises,
après chacun des principaux repas ; avant dix ans, on

(1) *Maladies des enfants*, 2ᵉ édition, p. 591.
(2) *Loco citato*, p. 274.
(3) *Loco citato*, p. 830.

donnera la moitié ou le tiers de cette dose. Ce traitement qui tient l'enfant endormi 12 à 14 heures par jour peut être continué 15 jours et même un mois. M. Cadet de Gassicourt préfère aussi aux doses faibles qu'il avait essayées pour commencer, les doses fortes de 4 et 5 grammes de chloral, doses qui permettent de réussir sans rien risquer. M. Cadet de Gassicourt ajoute d'ailleurs : « Quand je dis que j'ai réussi, il faut s'entendre : « j'ai réussi à amener le sommeil et, par suite, presque « toujours la cessation temporaire des mouvements in- « coordonnés. Mais… dans un grand nombre de cas, à « ce calme temporaire succède une accalmie durable ; « l'incoordination des mouvements arrêtée pendant quel- « ques heures ne revient pas avec la même intensité « qu'avant le sommeil provoqué et la chorée se trouve « diminuée soit dès le lendemain soit après deux ou « trois jours d'administration du chloral (1). »

Ainsi, pour M. Cadet de Gassicourt, les indications du chloral sont bien nettes : On administrera ce médicament toutes les fois que l'incoordination des mouvements est extrême, mais, dès que l'on a obtenu l'effet sédatif désiré, il faut laisser de côté ce médicament « dont l'usage ne saurait être indéfiniment prolongé puisqu'il ne calme qu'en faisant dormir le malade » et lui substituer un médicament qui calme sans amener le sommeil, tel que le bromure de potassium.

D'Espine et Picot reprochent seulement au chloral

(1) *Loco citato*, p. 281.

d'être dangereux chez l'enfant à la dose de 3 grammes, c'est-à-dire à la dose à peine suffisante pour calmer une chorée violente.

En somme, le chloral est, si l'on veut, un médicament qui permet d'attendre. Il modère les mouvements incoordonnés, permet à l'enfant de prendre un peu de repos, donne le temps à un autre médicament de pouvoir être administré avec quelques chances de succès. Mais le chloral peut être vomi par l'enfant, il peut ne pas amener le sommeil ou ne produire qu'une détente insuffisante. Que faire dans ce cas ?

L'opium, pour réussir lorsque le chloral a échoué, doit être donné à des doses extrêmement élevées. Trousseau parle d'une malade atteinte de chorée gravidique à laquelle il donna 0,10 centigr. d'extrait thébaïque le premier jour, 30 le second, 0,20 centigr. de sulfate de morphine le troisième, 0,40 le quatrième, 0,60 le cinquième. Les doses furent peu à peu portées à 1 gr. 50 *pro die* et parfaitement tolérées.

Donc pour l'opium comme pour les médicaments précédents il faut arriver presque à l'intoxication sans quoi l'effet thérapeutique est nul. « Dans les formes graves de la danse de Saint-Guy, lorsque l'agitation excessive et l'insomnie le commandent, il faut administrer l'opium *larga manu* (Trousseau). » Mais, comme le chloral, l'opium peut échouer particulièrement dans les cas de chorée compliquée d'accidents rhumatismaux, etc.

En résumé, l'opium à hautes doses est indiqué dans les cas de chorées graves compromettant la vie du ma-

Jade, mais ce traitement est passible de deux reproches
également importants : il peut échouer, il peut produire
des accidents d'intoxication, surtout chez les enfants
âgés de moins de huit ans.

Les *bromures*, et particulièrement le bromure de potassium, sont recommandés par Cadet de Gassicourt
lorsque le chloral ayant été employé avec succès,
l'on n'ose continuer indéfiniment son administration.
« Son vrai rôle semble être de continuer l'action
du chloral : 2 à 3 gr. suffisent d'habitude. La dose ne
doit pas dépasser 3 grammes à cause de l'action ané-
miante : elle peut être prolongée quelques jours. Quant
au bromure employé seul, il ne réussit que rarement
parce que son action est lente et ne se fait sentir qu'au
bout de plusieurs jours.

Le bromure sera donc réservé aux cas où la chorée a déjà
été améliorée par le chloral et administré à la dose de 2
à 3 gr. par jour. Il présente les inconvénients suivants :
il anémie les enfants déjà très anémiques, il fatigue l'estomac et ne peut être continué longtemps. Aussi certains
auteurs en rejettent-ils complètement l'emploi.

L'antipyrine a été essayée pour la première fois par
Wollner et Legroux en 1897. Depuis cette époque de
nombreux auteurs l'ont employée avec succès. Mais « dès
« le début de la vogue du nouveau médicament anti-
« choréique, dit M. Hubrecht, dans son excellente
« thèse (1), quelques voix discordantes s'élevaient.
« M. Huchard, chez un garçon de 15 ans, n'obtenait au-

(1) L'antipyrine dans la chorée de Sydenham. *Th.*, Paris, 1895.

« cun succès au bout de douze jours avec une dose jour-
« nalière de 5 gr. M. Ollivier déclarait que les résultats
« obtenus par lui ne lui permettaient pas de partager
« l'enthousiasme général. M. Descroizilles ne constatait
« aucune modification dans la marche de la maladie,
« même à hautes doses. MM. Déjerine, Ballet, Magnan,
« Voisin la rejetaient comme infidèle. » Cependant les
observations de Leroux, celles de Comby, ces dernières
relatées dans la thèse d'Hubrecht, semblent démontrer
la réelle efficacité de l'antipyrine dans le traitement de
la chorée. Les mouvements incoordonnés s'atténuent
dès le début de la médication ; même dans les cas les
plus intenses, le sommeil reparaît, l'état général s'améliore ; la chorée se modère alors peu à peu, et dans la
plupart des cas guérit complètement au bout d'un temps
plus ou moins court. Les résultats sont surtout remarquables dans les chorées légères. Sont-ils aussi beaux
dans les chorées intenses ?

Avant de résoudre cette question, nous devons indiquer la façon dont a été donnée l'antipyrine par Leroux
el Comby. L'administration de ce médicament a généralement été faite par la voie gastrique : la voie rectale
est infidèle ; quant aux injections sous-cutanées, elles
sont douloureuses, difficiles à faire chez les enfants et
ne semblent guère indiquées comme le fait remarquer
Hubrecht, que dans les cas de vomissement. L'antipyrine
sera donc administrée sous forme de potion telles que
celles recommandées par Comby :

Antipyrine	10 grammes.
Sp. simple	190 —
Alcoolat de menthe…	1 —

Antipyrine	10 grammes
Extrait de réglisse….	
Glycérine	ā ā 15 —
Eau distillée	q.s. pour 150 c. c.

Chaque cuillerée à bouche de ces deux potions contient 1 gr. de médicament.

Pour réussir avec l'antipyrine comme avec tout autre
médicament contre la chorée, il est indispensable de la
donner à des doses élevées. Pour les enfants de 6 ans
et au-dessus, on commence par 3 gr. ; les jours suivants on porte la dose à 4, 5 et 6 gr. Quant aux doses
de 7 et 8 gr., elles sont à rejeter. La médication sera con-
tinuée, mais à doses plus faibles, même après la guérison. Il survient souvent des accidents d'intoxication, mais
les phénomènes cutanés, digestifs ou urinaires ne s'ob-
servent pas, en règle générale, chez l'enfant dont les
émonctoires fonctionnent parfaitement ; c'est dire que
l'antipyrine ne sera prescrite que dans les cas où les
reins ne sont pas lésés par une maladie antérieure
telle que la scarlatine.

Nous sommes maintenant en mesure de juger les
effets de l'antipyrine dans les chorées graves. Millon
a obtenu une guérison radicale en seize jours dans un
cas rebelle à tout traitement. Leroux et Hubrecht citent
des cas analogues et ce dernier auteur conclut que l'antipyrine peut être opposée à toutes les modalités de la
chorée. Prescrite dans les chorées graves elle en atté-

nue l'intensité et les transforme de la sorte en chorées légères. Malgré ces avis autorisés et d'après les résultats observés par nous aux Enfants-Malades, l'antipyrine ne réussit pas toujours, tant s'en faut, dans les cas intenses et elle nous paraît de beaucoup inférieure à l'arsenic et au tartre stibié.

Pour conclure, nous dirons donc que ce médicament est excellent dans les chorées moyennes ; qu'il échoue souvent dans les chorées graves ; qu'il est contre-indiqué lorsqu'il existe des troubles digestifs ou urinaires assez prononcés.

A côté des médications internes précédemment décrites, nous devons dire un mot maintenant de médications externes qui peuvent être placées à côté de l'arsenic, du chloral, du tartre stibié.

L'Hydrothérapie a été employée sous trois formes distinctes : les bains, les douches, le drap mouillé. Jadis très utilisés aux Enfants-Malades, les *bains* sont aujourd'hui un peu délaissés. Peut-être à tort puisque Courtaut cite trois cas de guérison en moins de quinze jours. Les bains sulfureux sont recommandés par Baudelocque et Flechsig, surtout quand il s'agit de chorée avec antécédents rhumatismaux, mais ils présentent l'inconvénient d'irriter la peau. Quant aux bains froids proprement dits, ils sont donnés à 25°-28°, et prolongés pendant 5 à 6 minutes.

Les douches froides, seules ou combinées aux ressources de la médication interne, sont recommandées par beaucoup de médecins.

Le *drap mouillé* est aussi ordonné par M. Joffroy (1).
« Je fais donner le drap mouillé deux fois par jour,
« matin et soir. Il convient d'employer de l'eau très
« froide, toujours à la même température, dix à douze
« degrés centigrades. Le drap est trempé puis modé-
« rément exprimé puis étendu sur un matelas recou-
« vert d'une toile cirée. On entoure alors étroitement le
« malade avec le drap mouillé et on le frictionne vigou-
« reusement de la tête aux pieds. Au bout d'une ou
« deux minutes, dès que la réaction se fait, sans enle-
« ver le drap mouillé, on enroule plusieurs fois l'en-
« fant dans une couverture de laine en ne laissant que
« la tête à découvert, Le petit malade est alors porté
« dans son lit où on laisse la réaction s'achever dans
« cette sorte de bain de vapeur, pendant une demi-
« heure.» Ce traitement, facilement admis par les famil-
les, est bien toléré par les enfants, il est efficace et ne présente pour ainsi dire pas de contre-indication.

Le drap mouillé est aussi préconisé par Cadet de
Gassicourt qui le préfère quelquefois à l'émétique,

Arrivé à la fin de cette brève étude des seules médications qui aient fait leurs preuves dans le traitement de
la chorée, nous devons essayer de les comparer entre
elles et essayer de tirer de cette comparaison quelques
conclusions utiles.

Au point de vue du temps mis par le remède à
guérir la chorée, on voit dans la thèse de Changeux

(1) *Progrès médical,* 13 juin 1885.

que l'antipyrine guérit la chorée en 33 jours, l'arsenic
en 27, le chloral en 24 ; ces chiffres, outre qu'ils sont
voisins les uns des autres, ne doivent évidemment pas
être considérés comme l'expression absolue de la vérité ;
ils expriment simplement la supériorité de l'arsenic et
du chloral sur l'antipyrine.

Au point de vue de la valeur de l'énergie du médicament la plupart des auteurs sont d'accord pour rejeter l'antipyrine au second rang. Mais quelles sont les
indications précises des autres médications ? Pour
Cadet de Gassicourt, on peut commencer, dans un cas
de chorée grave, par administrer le chloral à hautes
doses, en le faisant suivre, s'il réussit, de l'administration de bromure de potassium. Mais le chloral peut
être vomi, il peut échouer : il faut alors avoir recours
à l'émétique si l'enfant est vigoureux, s'il n'y a pas de
prostration des forces, — au drap mouillé, dans le cas
opposé.

Qnant à l'arsenic, il ne convient pas absolument aux
cas graves menaçant par leur intensité la vie du
malade.

Les conclusions de Cadet de Gassicourt pourraient
peut-être être complétées et résumées de la façon suivante :

Le *chloral* est le premier médicament à employer
dans les cas de chorée grave. S'il réussit, à doses
fortes, on lui substitue au bout de quelques jours le
bromure de potassium à hautes doses. Mais le chloral
peut être vomi, ou échouer.

On peut alors s'adresser à l'*opium*, à condition de le

donner à doses suffisantes, mais l'opium peut lui-même ne donner aucune sédation, particulièrement dans les cas de chorées compliquées d'accidents rhumatismaux, tel que le rhumatisme cérébral. C'est dans ce cas que l'on peut recourir à l'*émétique* qui à hautes doses, selon la méthode de Gillette, donne parfois d'excellents résultats, mais il est très toxique, provoque des accidents graves, de plus il peut échouer ; enfin, il est contre-indiqué dans les cas où existent des symptômes d'embarras gastrique et dans ceux où le pouls est faible et petit. Reste alors la ressource du *drap mouillé*.

L'arsenic, sous forme de liqueur de Boudin, réussit parfaitement dans la plupart des cas intenses ; il échoue souvent dans les formes de chorées qui menacent la vie : il est de plus, très toxique et peut par conséquent donner lieu à des accidents graves.

L'antipyrine est le médicament par excellence des chorées moyennes et légères. Elle ne présente qu'une seule contre-indication : une lésion antécédente des reins.

En somme, il faut savoir, parmi les médicaments, choisir celui qui convient le mieux à un cas donné et ne pas s'obstiner à vouloir faire à tout prix réussir une substance donnée.

Observations.

Nous aurions pu reproduire ici quantité d'observations de chorées traitées par l'antipyrine, le chloral, l'émétique, etc. Nous nous sommes contenté de publier l'intéressante observation de chorée rebelle à l'antipyrine et améliorée par l'émétique, et d'y joindre, pour la comparaison, quelques cas de chorée guérie par l'arsenic.

OBSERVATION I (personnelle)

*Chorée grave rebelle à l'antipyrine rapidement améliorée
par l'émétique.*

Le nommé L..., âgé de 9 ans et demi, entre le 2 janvier 1902 à l'hôpital des Enfants-Malades, salle Bouchut, pour des mouvements désordonnés de la tête et des membres, mouvements empêchant tout repos et occasionnant même des troubles de l'état général.

A. H. — La mère est nerveuse et impressionnable, mais n'est jamais malade. Le père est mort tuberculeux à 38 ans.

A. P. — L'enfant a eu la rougeole, il n'a jamais eu d'autre maladie. Cependant il lui est arrivé d'uriner au lit et, d'après la mère, il a toujours été d'une intelligence médiocre.

Il n'a jamais présenté de troubles nerveux.

E. A. — Première attaque de chorée il y a deux ans. Sa mère l'attribue à une peur que ses camarades lui auraient faite à l'école.

Cette première attaque a duré deux mois et a été traitée par l'antipyrine.

Mais à partir de ce moment son état mental est modifié. C'est ainsi qu'il lui est arrivé maintes fois de quitter son domicile et de s'en aller devant lui au hasard.

Sa mémoire ne paraît pas affaiblie.

L'attaque actuelle a débuté la semaine dernière par des maux de tête et une soif très vive.

Examen à l'entrée. — L'enfant porte sur les parties saillantes, coudes, genoux, des traces de grattage à tendance furfurique.

App. circul. Pas de bruits anormaux, légère irrégularité des battements. Le pouls est à 72 un peu faible.

App. dig. La langue est saburrale, cependant l'enfant aurait de l'appétit.

Ap. resp. normal.

Mouvements. — L'enfant décrit en marchant un véritable pas de danse, il change rapidement de pieds sur place et croise les jambes en marchant.

Les mouvements de la tête, des membres, du bassin sont incessants, involontaires, désordonnés. Il ne peut rien tenir ni faire par lui même, il est incapable de s'habiller.

Traitement. — 4 janvier, l'enfant prend 3 grammes d'antipyrine, le 5 janvier 4 grammes, le 6, 5 grammes.

On ne constate aucune amélioration les mouvements sont peut-être même plus incoordonnés qu'au début.

Le 7. On donne le tartre stibié.

7 janvier, tartre stibié, 0,15 centgr. dans une potion de 120 gr.

| 8 | — | 0,30 | — |
| 9 | — | 0,45 | — |

Les deux premières doses n'amènent pas un mieux appréciable mais le 9 l'enfant est moins agité, il marche presque droit. Il ne vomit pas et n'a pas de diarrhée.

Le 10 l'enfant prend encore 0 gr. 45 centigrammes d'émétique, le mieux continue, mais apparaît la diarrhée : on cesse alors l'émétique, malgré cela, l'incoordination des mouvements diminue et, le 20 janvier, l'enfant paraît guéri.

OBSERVATION II

*Chorée non améliorée par l'antipyrine et guérie en onze jours
par 230 grammes de liqueur de Boudin.*

(Del Pozo, loco citato.)

Jules B..., onze ans, entré à l'hôpital Trousseau, salle
Barrier, lit n° 1 (service de M. le Dr Comby), le 13 janvier
1896, pour une chorée intense. Dans ses antécédents, on re-
lève de l'alcoolisme paternel, une sœur morte à quinze mois
avec des convulsions, et dans sa première enfance, la coque-
luche et la rougeole ; cet enfant est en outre atteint d'inconti-
nence d'urine et d'autres stigmates névropathiques : anesthésie
presque complète du côté gauche et complète au voile du pa-
lais ; hyperesthésie rachidienne. La chorée a débuté il y a une
quinzaine de jours avec prédominance du côté gauche. Actuellement, elle est assez prononcée pour rendre la marche très
difficile et provoquer une arythmie accentuée.

Traitement. — On institue d'abord le traitement par l'antipyrine, dont on donne 3 grammes par jour en trois fois ; le
cinquième jour, on porte la dose à 4 grammes, le lendemain à
5 grammes. Le 27 janvier, aucune amélioration ne s'est encore
produite ; par contre, on voit se développer une éruption mor-
billiforme qui, réduite à la face, ne tarde pas à s'étendre au bras
gauche, puis aux jambes et aux fesses, et se généralise en vingt-
quatre heures. Cette éruption, non prurigineuse, érythéma-
teuse, confluente par places, disséminée en d'autres, ne s'accompagne ni de fièvre ni de catarrhe oculo-nasal.

On supprime l'antipyrine.

Le 29, l'éruption devient livide, les mouvements choréiques
augmentent : on prescrit 10 grammes de liqueur de Boudin et
on augmente de 5 grammes par jour la dose de solution arsenicale. Arrivé à 30 grammes, on continue cette dose pendant

trois jours, et la sédation des phénomènes étant obtenue, on diminue progressivement de 5 grammes chaque jour ; on cesse à 10 grammes.

La guérison est obtenue et la malade sort le 10 février.

OBSERVATION III

Chorée. — 2ᵉ Attaque. — 176 gr. de liqueur de Boudin
en dix jours. — Guérison. — (Id.).

Aurore B..., dix ans, entre à l'hôpital Trousseau (service de M. le Dʳ Comby), le 20 janvier 1896. Pas d'antécédents héréditaires particuliers à noter. La fillette a eu la rougeole à quatre ans ; l'année suivante elle est atteinte de chorée ; elle a été soignée à l'hôpital Trousseau et a guéri en quinze jours ; il est impossible de savoir quel traitement a été institué à cette époque. Elle s'est bien portée depuis ce moment ; mais il y a un mois, l'écriture est devenue difficile ; l'enfant a été gênée dans ses ouvrages manuels ; puis les mouvements désordonnées ont apparu au côté droit, quelques jours après au côté gauche. Actuellement, la chorée est étendue à tous les muscles du corps, mais plus marquée au côté droit et aux membres supérieurs. Insuffisance mitrale.

Traitement. — Le premier jour, 10 gr. de liqueur de Boudin ; le deuxième, 15 gr. ; le troisième, 20 gr. Cette dose est maintenue pendant quatre jours. Le septième jour, on donna 25 gr. puis on redescend le lendemain à 20 gr., et chaque jour suivant on diminue de 5 gr. jusqu'à 10 gr.

A partir du sixième jour, c'est-à-dire après avoir absorbé 105 grammes de liqueur de Boudin, les mouvements choréiques ont disparu. On a continué le traitement encore quatre jours, pendant lesquels la malade a pris 70 grammes de liqueur de Boudin, et elle n'est sortie de l'hôpital que dix-neuf jours plus tard, sans que les mouvements choréiques aient jamais reparu.

OBSERVATION IV

Chorée moyenne. — Guérison. — 275 grammes de liqueur de Boudin en quatorze jours. (Id.)

Juliette M..., quatorze ans, entre à l'hôpital Trousseau, salle Blache. lit n° 1 (service de M. le docteur Comby), le 20 janvier 1896. Pas d'antécédents rhumatismaux. La fillette a été atteinte de chorée il y a quatre ans ; elle a été soignée à l'hôpital Trousseau.

Depuis ce moment, les parents ont remarqué une certaine diminution de l'intelligence avec un peu de perte de la mémoire et quelques paramnésies. La récidive de la chorée date de trois semaines. Actuellement, on constate une hémichorée gauche assez accusée. On note en outre un roulement diastolique au cœur.

Traitement. — On prescrit 10 grammes de liqueur de Boudin, le lendemain 15 grammes, puis 20 grammes pendant deux jours ; le cinquième jour, la guérison est à peu près complète. On supprime le traitement ; mais le lendemain, 27 janvier, les symptômes réapparaissent : on donne à nouveau 20 grammes de liqueur de Boudin et on augmente de 5 grammes chaque jour.

A 35 grammes, la malade présente des nausées. On diminue à partir de ce jour la dose de 5 grammes par jour, et arrivé à 10 grammes, on cesse le médicament.

Les mouvements choréiques ont d'ailleurs complètement disparu, et quelques jours plus tard, le 10 février, l'enfant sort guérie.

CONCLUSIONS

1° Dans les cas de chorée intense, mais ne menaçant pas la vie, l'arsenic est le médicament de choix.

2° Dans les chorées graves, compromettant à bref délai la vie du malade, on peut essayer l'une des médications suivantes : chloral, opium, émétique, drap mouillé.

a) Le chloral est peut-être le plus héroïque des calmants (Cadet de Gassicourt) mais il peut être vomi ou, étant absorbé, ne pas agir.

b) L'opium, pour réussir, doit être donné à des doses extrêmement élevées, il peut aussi échouer.

c) L'émétique donne parfois d'excellents résultats, mais il est contre-indiqué en cas de troubles digestifs ou circulatoires.

d) Le drap mouillé réussit souvent très bien lorsqu'il y a prostration.

3° La strychnine est à rejeter complètement de la thérapeutique de la chorée.

4° L'antipyrine est le médicament par excellence des chorées légères et moyennes.

INDEX BIBLIOGRAPHIQUE

1. — L'ARSENIC

Albarel. — Chorée vraie avec paralysie guérie par l'acide arsénieux. Journal de clinique infantile, 14 octobre 1897.

Aran. — Société méd. des hôpitaux, 9 mars 1859.

Austric. — Traitement de la chorée. Practitioner, 1874.

Babington. — In thèse Garin.

Baister. — In thèse Garin, 9 mai et 27 avril 1859.

Baudoin (M.). — Semaine médicale, 9 mars 1892.

Begbies. — In thèse Garin.

Benoist. — Médication cacodylique et thérap. infantile. Th., Paris, 1899-1900.

Bisset-Berry. — Traitement de la chorée. Practitioner, 1874.

Blocq. — Chorée. Traité de médecine, t. VI, p. 1240.

Bourguignon. — Bulletin génér. de thérapeutique, 1858.

Brouardel. — L'arsenicisme. Th., Paris, 1899.

Brou de Laurière. — Thèse, Paris, 1880.

Cadet de Gassicourt. — Chorée. Maladies de l'enfance, t. II, p. 283.

Colat. — La chorée de Sydenham et son traitement act. Th., Toulouse, 1891-92, n° 13.

Comby. — L'arsenic en médecine infantile. Méd. mod., 26 févr. 1896.

— Traitement de la chorée par l'arsenic. Bulletin méd. 30 août 1896.

Cougnot. — Traitement de la chorée par l'arsenic à hautes doses. Th., Paris, 1895.

D'Espine et Picot. — Chorée. Traité pratique des maladies des enfants, 6e édit., p. 562.

Dieudonné. — Journ. de méd. de Bruxelles, 1848.

Dupoux. — Les accidents de la médication arsenicale interne. Th. Paris, 1901.

Dresch. — Pathogénie et traitement de la chorée. Journal des praticiens, 1897, p. 419.

Garin. — Traitement de la chorée, spécialement par l'arsenic et les injections hypodermiques de liqueur de Fowler. Th., Lyon, 1879, n° 14.

Garaud et Belbèze. — Loire Médicale. Saint-Etienne, 1900.

Gellé. — Valeur de la médication arsenicale dans la chorée. Th., Paris. 1860, n° 48.

Gregory et Marten. — In th. Garin.

Guérin (H.) — Th. Paris, 1876, n° 183.

Guersant. — Union médicale, juillet 1847.

Habar. — La médication cacodylique chez les enfants. Th., Paris, 1901.

Harless. — De arsenici usu in medicina. Norvège, 1811.

Huet. — Chorée. Manuel de médecine, t. iv, p. 481.

Hugles. — Guy's hospital reports, 1846.

Isnard. — De l'arsenic dans la pathologie nerveuse. Union médicale, 1860-63.

Joly. — In th. Garin.

Jones. — Studies on fonctionnal nervous disorder. London, 1870.

Leroux. — Chorée. Traité des maladies des enfants, t. lv, p. 829.

Letanneur. — Traitement de la chorée par l'arsenic. Journ. méd. Ouest, nov. 1867.

Lolliot. — Etude physiologique de l'arsenic. Th., Paris, 1868.

Long. — Considérations sur la chorée, ses causes, sa nature, son traitement. Th., Paris, 1860, n° 149.

Mac Leon. — London Med. Gazette, déc. 1835.

Th. Marten. — Transact of London, 1813, p. 45.

Millet. — De l'emploi thérapeutique des préparations arsenicales. Bulletin méd. du Nord de la France, 1863-64.

Nicolas. — Th., Paris, 1844, n° 217.

Odinet. — Th., Paris, 1900-1901.

Ollive. — Th., Paris, 1883.

Pereira. — Matière médicale.

Picot. — Quelques considérations sur l'arsenic et son emploi en thérapeutique. Th., Paris, 1863, n° 178.

Pigenet. — Th., Paris, 1886.

Pozo (del). — Th., Paris, 1898.

Pomel. — Th., Paris, 1879.

Raymond. — Danse de Saint-Guy. Dictionnaire Dechambre.

Rayer. — Monthly journal, avril 1847.

Reese. — The New-York journ. med. and. Surger., 1839.

Rice. — Boston med. journ. 1859.

Rilliet et Barthez. — Chorée. Maladies des enfants, t. ii, p. 592.

Rocaz. — Journ. de méd. de Bordeaux, oct. 1900.

Romberg. — Klinische Ergebnisse, 1846-1856.

Salter. — Transact. med. chir. of London, 1813.

Sée (G.). — De la chorée. Mém. Acad. de méd., 1850 et Revue de thérap. méd. chirurg., 1854.

Seguin. — Leçons sur le traitement des névroses. Paris, 1895, p. 31.

Simon (G.).— L'arsenic en pathologie infantile. Progrès méd., 25 oct. 1879.

— Nature et traitement de la chorée. Bulletin méd., 14 juin 1891.

Sidney-Ronger. — Handbook of therap. London, 1878.

Siredey. — Journ. de méd. et de chirurgie pratiques, 1876.

Smith. — Injections d'arsenic dans la chorée. Hunter Soc., 24 oct. 1894.

Tapie. — Chorée. Ses divers modes de traitement. Th. Paris, 1874, n° 461.

Trousseau. — Chorée. Cliniques, t. ii, p. 151.

Wannenbroucq. — Traitement de la chorée par les préparations arsenicales. Bulletin méd. du Nord de la France, avril, 1863.

West. — Leçons sur les maladies des enfants, Paris, 1875, p. 279.

Wilschire. — Lancet, juillet 1859.

Wood. — A treatise of therapeutic. London, 1877.

II. — ÉMÉTIQUE

Bonfils. — Th. de Paris, 1858.

Breschet. — Gazette médicale, 1832, t. iii, n° 7, p. 67.

Cadet de Gassicourt. — Loco citato.

Laënnec. — Arch. gén. de méd., t. iv, p. 481.

Long. — Th., Paris, 1860.

Marcolle. — Th., Paris, 1857.

Nicolas. — Th., Paris, 1844, n° 217.

H. Roger. — Union médicale, juin-juillet 1858.

Salgues. — Rev. méd. chir., 1847, t. ii, p. 168.

III. — AUTRES MÉDICATIONS

(Nous ne signalons que les principales indications bibliographiques.)

Antipyrine. — Colat. Traitement de la chorée de Sydenham par l'antipyrine. Th., Toulouse, 1891-92, n° 13.

Hubrecht. L'antipyrine dans la chorée de Sydenham. Th., Paris, 1895.

Bromure. — Cadet de Gassicourt. Cliniques, t. ii, p. 283.

Chloral. — Cadet de Gassicourt, id.

Joffroy, in Saric. Nature et traitement de la chorée. Th., Paris, 1885.

Cadet de Gassicourt. Loco citato.

Hydrothérapie. — Dorel. Th., Paris, 1892.

Changeux. Du traitement de la chorée. De l'hydrothérapie en particulier. Th., Paris, 1895.

Joffroy. Progrès médical, 13 juin 1885.

Opium. — Trousseau, loco citato.

Strychnine. — Trousseau, loco citato.

IMPRIMERIE F. DEVERDUN, BUZANÇAIS (INDRE).